CONSIDÉRATIONS

SUR

LA SYPHILIS

CONTRACTÉE

PENDANT LA GROSSESSE

PAR LE

Dr GRELLETY

Médecin consultant à Vichy, secrétaire de la Société de thérapeutique,
lauréat de l'Académie de médecine (médaille d'argent
des eaux minérales), etc.

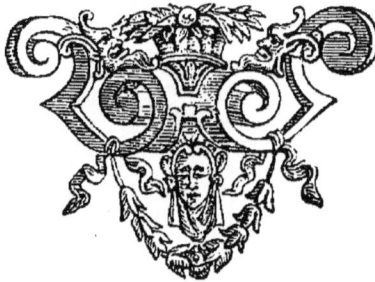

MACON

IMPRIMERIE PROTAT FRÈRES

1887

CONSIDÉRATIONS

SUR

LA SYPHILIS

CONTRACTÉE

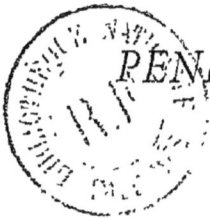

PENDANT LA GROSSESSE

PAR LE

Dr GRELLETY

Médecin consultant à Vichy, secrétaire de la Société de thérapeutique,
lauréat de l'Académie de médecine (médaille d'argent
des eaux minérales), etc.

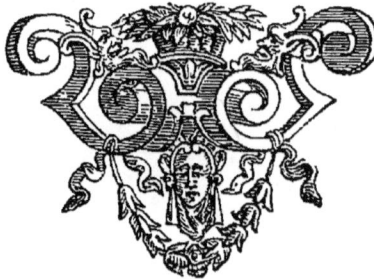

MACON

IMPRIMERIE PROTAT FRÈRES

—

1887

sera-t-elle exposée à de graves dangers ? — Le fœtus sera-t-il atteint ? — S'il arrive au monde, indemne en apparence, ou présentant des signes positifs de contamination, comment devra-t-on l'allaiter ? etc., etc.

Une foule de points d'interrogation surgissent à l'esprit du médecin, qui est fort embarrassé, s'il n'a pas de données précises à ce sujet. — Je vais essayer d'y répondre en m'inspirant surtout de ce que j'ai vu et appris dans le service de M. Ernest Besnier, à l'hôpital Saint-Louis, où il y a toujours à glaner.

I.

Etablissons d'abord ce premier point, c'est que la syphilis contractée par une femme, *dans le cours de sa grossesse*, n'entraîne pas fatalement une tare originelle pour le fœtus. — Peut-être naîtra-t-il avec la syphilis ; mais comme il n'a pas été conçu avec un germe syphilitique, ce fait seul lui donne quelques chances de n'être pas atteint. Cette expression de germe syphilitique peut prêter à la critique, car l'hypothèse d'une cellule spermatique portant un germe nocif est peu compréhensible. — On a d'ailleurs vu des pères parfaitement syphilitiques procréer des enfants indemnes. Il est plus rationnel d'admettre que le premier acte de la transmission se passe du père à la mère. Cette dernière deviendrait ainsi le facteur principal de l'imprégnation de l'enfant.

D'après la thèse de M. Mercier (1886, *Puerpéralité et syphilis*), la syphilis transmise par le père seul malade est plus rare que lorsque la mère est seule contaminée. Même dans ce dernier cas, qui est le plus favorable à la transmission, il est arrivé que la mère, ayant encore des accidents secondaires, l'enfant soit resté indemne de syphilis. La règle, pour le cas où la syphilis est récente, est au contraire la transmission.

L'avortement peut succéder à l'infection de la mère; mais cet accident est moins fréquent que dans la syphilis conceptionnelle proprement dite. M. Fournier cite une première statistique de femmes syphilitiques, chez lesquelles, sur 53 grossesses, 28 seulement sont arrivées à terme. Dans une deuxième, portant sur 370 grossesses

(1861-1870 à Lourcine), il y a eu un avortement sur 3 grossesses.

Si l'enfant vient au monde manifestement atteint de syphilis, sa mère peut et doit le nourrir, sans qu'il y ait d'inconvénients ni pour l'un ni pour l'autre ; au contraire, cela permet de traiter directement et indirectement le nouveau-né. On lui donne 20 gouttes de liqueur de Van Swieten, dans un verre de lait, en 4 ou 5 fois dans la journée. A son tour, la mère absorbe quotidiennement une cueillerée de la même liqueur, dans un litre de lait. — Le sein est donné alternativement, en même temps que le lait médicamenteux, dont les effets sont faciles à constater.

Si, au contraire, le rejeton ne présente rien d'anormal, il est prudent d'avoir recours au biberon, en ayant soin de le surveiller, de pratiquer des pesées fréquentes, de manière à être sûr que son poids se développe d'une façon normale. — Si la mère le nourrissait, il y aurait danger pour lui ; si on le confiait à une nourrice mercenaire, il pourrait la contaminer ultérieurement.

Ici, comme dans la syphilis héréditaire, les accidents transmissibles peuvent n'apparaître que tardivement. — J'ai vu récemment un enfant superbe, né d'une mère atteinte huit ans auparavant, qui n'a présenté que six semaines après sa naissance des plaques rouges arrondies, avec type annulaire caractéristique, qui étaient végétantes et suintantes au scrotum et paraissaient émerger de la peau saine, sur le reste du corps.

Ce fait doit singulièrement rendre circonspect dans le choix d'un sujet vaccinifère. Si on avait eu recours à celui-ci, à cause de sa belle prestance, 15 jours auparavant, pour vacciner d'autres enfants, on leur aurait probablement communiqué la vérole.

J'ai dit que le nouveau-né syphilitique n'était pas dangereux pour sa mère, ce qui se comprend, puisqu'elle est imprégnée elle-même par le micrococcus spécial de la syphilis, que l'on ne tardera peut-être pas à découvrir, car je ne pense pas qu'il soit possible de considérer comme définitives certaines affirmations faites à ce sujet.

Mais ce rejeton suspect est à redouter pour le reste de la famille et pour les étrangers. — C'est la même chose que pour la syphilis héréditaire, que je suis obligé de rapprocher continuellement. On n'a jamais vu, d'après la loi de Colle, une mère être contaminée par son enfant, atteint de syphilis conceptionnelle. De même, selon l'axiome de Profeta, de Palerme, qui est le corollaire de celui qui précède, il n'y a pas d'exemple d'enfant ayant contracté la syphilis de sa mère, en pareil cas.

Cette dernière paraît syphilisée et non syphilisable. La preuve expérimentale a été faite, des femmes ayant consenti à se laisser inoculer la syphilis de leur poupon. Cette tentative n'a pas donné de résultat, ce qui démontre bien que l'économie était déjà envahie.

L'immunité de l'enfant semble moins complète et il ne faudrait pas tenter sur lui une inoculation expérimentale.

Il est probable que, pendant la vie intra-utérine du fœtus, il se produit par la voie placentaire une sorte d'absorption d'un virus syphilitique atténué. C'est ce mode particulier de contamination qui fait que ces enfants n'offrent presque jamais de roséole. Il est possible qu'elle apparaisse pendant la vie intra-utérine, lorsque l'infection sanguine se fait, de la même façon que chez l'adulte; mais nous n'en savons rien. Cette épopée d'accidents secondaires semble être franchie avec impunité.

II.

Je vais maintenant exposer comment se comporte la syphilis pendant la période de gestation.

La germination de l'élément syphilitique dans les voies lymphatiques représente la première phase de l'intoxication spécifique. La malade est encore contaminable..... dans une certaine mesure.

L'infection sanguine constitue la seconde phase; elle coïncide avec l'altération de la santé, se traduisant par des variations thermométriques, du malaise, des manifestations viscérales, etc...

La roséole apparaît dès que le sang est devenu syphilitique; il est alors démontré que l'infection est complète, ce qui est très important, à cause de la bénignité de l'accident primitif et des

hésitations de diagnostic qui en sont la conséquence, chez nombre de femmes.

Il est en effet très difficile, parfois, de diagnos-
tiquer au début un chancre syphilitique d'un
chancre non infectant. Avec l'idée du chancre
mixte de M. Rollet, surtout, on est obligé d'attendre quelquefois plusieurs mois avant de se
prononcer d'une façon absolue.

Qu'il me soit permis de rappeler, en passant,
que l'induration typique du chancre syphilitique
existe dans son atmosphère, dans son voisinage,
et non sur le plateau de la lésion initiale. Ce
dernier présente souvent une certaine résistance
à la main, une sorte d'empâtement qui ne se
distingue de l'induration, que parce qu'il est plus
restreint. Je sais bien qu'on a conseillé d'exami-
miner au microscope, après raclage, les produits
pathologiques du chancre; la présence de fibres
élastiques, enroulées, enchevêtrées, permet d'af-
firmer la nature vénérienne de l'accident, mais,
malgré cette donnée nouvelle, l'embarras est parfois extrême, même pour les plus expérimentés.

C'est le cas de répéter, après M. Besnier, que
le chancre des lèvres est beaucoup moins rare

que les statistiques anciennes ne le laissent sup-
poser; si on les refaisait, on verrait que l'agent
primitif extra-génital est relativement fréquent.

J'en dirai autant pour les mamelles : quand
une femme qui ne nourrit pas et ne présente ni
parasites, ni dermopathie sur le reste du corps,
possède une lésion à la pointe d'un seul sein,
il faut tout de suite penser à la syphilis.

Je n'insiste pas et je reviens à mon point de
départ.

Supposons le diagnostic bien établi et exami-
nons ce qui va arriver : sous l'influence de la
grossesse, la syphilis intercurrente peut prendre
un développement fort exagéré; on a vu les
plaques syphilitiques devenir géantes; l'hyper-
trophie papillaire est telle quelquefois, qu'elle
donne aux tissus un aspect velvétique, rappelant
les grossissements du microscope. On en voit
plusieurs échantillons remarquables au remar-
quable musée de l'hôpital Saint-Louis.

Bien entendu, il ne faut pas confondre ces
éléments plats, à coloration révélatrice, avec les
condylomes acuminés en choux-fleurs, très
végétants, qu'on observe à la vulve chez quel-

ques femmes, vers le cinquième ou le sixième mois de la grossesse, car ils disparaissent après l'accouchement et n'ont aucune influence fâcheuse pour l'avenir.

Une femme jeune encore et bien constituée aura généralement plus d'éléments de résistance qu'une autre déjà âgée et affaiblie, quoique les vieilles femmes supportent d'ordinaire assez bien la syphilis tardive, et il faut songer qu'on peut la rencontrer même à 65 et 70 ans. Chez les vieillards, la syphilis offre toujours quelque chose en moins; elle est incomplète, fruste. C'est surtout chez ces personnes que les syphilides papuleuses se développent d'une façon irrégulière et fort discrète. Chez elles, le danger vient surtout de l'état athéromateux des vaisseaux; il faut redouter des ruptures artérielles, des anévrismes miliaires, etc... Le moral est d'ailleurs affecté par cette déconvenue, à laquelle se rattache un certain ridicule. L'abattement, la prostration, qui peuvent en être la conséquence, méritent bien entendu d'être pris en considération.

Chez la femme grosse, ce qu'il faut redouter avant tout, puisqu'elle est obligée de vivre pour deux, c'est une sorte de cachexie d'emblée, de chloro-anémie suraigüe, avec dépression cérébrale et amoindrissement général, qui offrent une réelle gravité.

Cet état de choses, qui peut se produire dans les six premiers mois, existe en dehors de toute localisation dans les centres nerveux et il importe de relever tout d'abord la malade par les reconstituants, les analeptiques, les inhalations d'oxygène (30 litres par jour en trois fois), avant de songer au traitement hydrargirique.

Le foie, la rate et la région péri-splénique sont souvent tuméfiés à la fin de la journée, ou même d'une façon permanente. — Ce developpement, on le conçoit, peut gêner l'utérus et par contre-coup le fœtus.

L'apparition de la jaunisse, qui s'observe plus spécialement dans la troisième période de la syphilis, doit être considérée comme de mauvais augure. Il faut se hâter de donner du lait coupé avec de l'eau de Vichy et y joindre une cuillerée par jour de liqueur de Van Swieten, laquelle ainsi mélangée est suffisamment tolérée.

Au point de vue des circonstances qui peuvent être considérées comme favorables, je signalerai les suivantes : Quelques médecins pensent, quoique ce soit discuté, que la syphilis contractée par l'intermédiaire d'une plaque muqueuse est plus bénigne que celle acquise au contact d'un chancre. Il y a de grandes chances pour qu'elle soit sans gravité, lorsque l'inoculation est courte et que le chancre apparaît dans la quinzaine qui suit les rapports. S'il est petit, bénin, douteux, sans adénopathie intense, le pronostic est peu alarmant. Cela ne prouve pas que le virus soit affaibli ou différent, mais bien que le terrain est peu propice à sa germination.

Au contraire, un chancre très accusé, avec phagédénisme et pléiade ganglionnaire forte, doit faire redouter l'avenir.

Il faut être pessimiste avec une femme offrant des manifestations scrofulo-tuberculeuses et avoir recours à tous les toniques capables d'accroître sa vitalité. L'intoxication alcoolique, l'athérome, etc., ne sont pas favorables.

On peut avoir, sous l'influence de la syphilis, une néphrite avec anasarque, donnant lieu aux accidents habituels de la néphrite ; mais avec cette différence énorme qu'elle est curable et que l'iodure de potassium ou de sodium est toléré. Cette albuminurie qui guérit par le traitement antisyphilitique ne laisse pas de trace. En revanche, une femme albuminurique qui contracte la syphilis, doit s'attendre à ce qu'elle soit sérieuse, avec tendance aux lésions ulcéreuses, aux poussées subintrantes et aux accidents tertiaires précoces (v. Raval, *De l'évolution de la syphilis chez les albuminuriques*).

III.

Je suis obligé de me restreindre et je termine en abordant la question du traitement, qui est importante, puisque, à partir du septième mois de la grossesse, il peut y avoir des dangers à donner des doses élevées de mercure. Il faut cependant agir, dans l'intérêt du fœtus, mais à dose très modérée, par exemple cinq grammes par jour de liqueur de Van Swieten dans du lait bouilli.

Les injections sous-cutanées de peptonates mercuriques, qui produisent une sensation permanente de malaise, d'agacement, s'exagérant à la pression, sont contre-indiquées, aussi bien que les injections de calomel et d'oxyde jaune de mercure incorporées dans de la vaseline, qui peuvent engendrer des nodosités et même des abcès.

Que ce soit la liqueur de Van Swieten qui soit donnée, comme je viens de le dire, ou des pilules de proto-iodure de mercure, il faut éviter la stomatite, qui dénote une facilité exceptionnelle d'émonction du mercure par la muqueuse gingivale et buccale, en touchant trois ou quatre fois par jour les gencives avec le doigt mouillé et chargé d'une poudre porphyrisée, faite avec du chlorate de potasse, du charbon de peuplier et du quinquina, à parties égales.

En dehors de ces soins hygiéniques, on provoque en même temps une légère dérivation du côté de l'intestin, de la peau et des reins, avec des laxatifs, des bains sulfureux et des diurétiques.

Les plaques muqueuses condylomateuses qui se développent autour du vagin, de l'anus, et dans le haut des cuisses, sous forme d'intertrigo, relèvent avant tout de la médication externe. On n'obtiendrait à peu près rien par le traitement général, si on n'agissait pas localement par des savonnages, des bains et des cautérisations avec les crayons combinés de nitrate d'argent et de zinc.

Ce n'est pas assez d'administrer le mercure, combiné ou non avec l'iodure de potassium, pour lui donner plus d'acuité, comme on le fait depuis quelque temps, à une femme grosse, il faut en surveiller les effets avec plus de soin encore que chez les autres malades ; interrompre de temps en temps la médication et ne rien négliger pour mener à terme cette gestation laborieuse, pour laquelle on doit toujours craindre une issue prématurée. Je renvoie aux ouvrages spéciaux pour les soins à donner, en cas d'accident, pendant et après.

Je ne croirai pas avoir perdu mon temps, si j'ai prévenu mes lecteurs contre le découragement et si je leur ai appris à ne pas se considérer comme désarmés, en pareille occurrence.

MACON, IMPRIMERIE PROTAT FRÈRES

144

PRINCIPALES PUBLICATIONS

DU Dr GRELLETY

1873. De l'hématurie, in-8º de 70 pages.

1874. Vichy-médical, in-12 de 360 pages.

1876. De l'Hygiène et du Régime des malades à Vichy, 2ᵉ édition en 1884, in-18 de 132 pages.

— — Du Merveilleux au point de vue scientifique, G. Baillière, in-8º de 86 pages.

1877. Influence de l'abus du tabac sur le tube digestif (médaille d'or).

1878. Contribution à la thérapeutique des dermatoses de nature arthritique, G. Baillière, in-8º de 48 pages

1879. Bibliographie de Vichy, in-12 de 79 pages. (Mémoire couronné par l'Académie de médecine.)

— Du Climat de Nice, in-12 de 20 pages, Hennuyer.

1880. Le mariage, ses joies et ses devoirs, édition elzévir, in-18 de 120 pages. (Médaille d'honneur de la Société d'encouragement au bien.)

— Analyse et compte rendu des dix-sept thèses d'agrégation en médecine G. Masson, in-8º de 150 pages.

Des Principales complications du diabète, in-8º, Lyon.

1881. Notice médicale sur les eaux de Vichy, suivie d'une réfutation de la cachexie alcaline, in-18 de 74 pages. Traduit en plusieurs langues.

1883. Traité élémentaire de la fièvre typhoïde. Delahaye et Lecrosnier, in-8º de 420 pages. Prix : 5 francs.

1884. Pour tuer le temps. Livre d'heures.. perdues, in-12 de 300 pages.

1885. De la lithiase biliaire. (*Journal de médecine de Bordeaux.*)

1886. Vichy et ses eaux minérales, 4ᵉ édition, in-12 de 530 pages Delahaye et Lecrosnier. Prix : 3 fr. 50.

— — — Notions récentes sur la syphilis, in-12 de 20 pages. Bordeaux

— De l'eczéma et de son traitement. (*Journal de la Société médicale de la Haute-Vienne.*)

1887. L'avarice et les avares. Traduit en Espagnol. Hugo, in-8º de 32 pages

MACON, IMPRIMERIE PROTAT FRÈRES